DES INJECTIONS AU BROMURE DE POTASSIUM DANS LA BLENNORRHAGIE

PAR

A. CAMBILLARD

DOCTEUR EN MÉDECINE DE LA FACULTÉ DE PARIS

Ancien externe des hôpitaux.

Médaille de Bronze.

PARIS

ALPHONSE DERENNE

52, Boulevard Saint-Michel, 52

1881

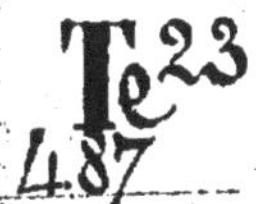

DES

INJECTIONS AU BROMURE DE POTASSIUM

DANS

LA BLENNORRHAGIE

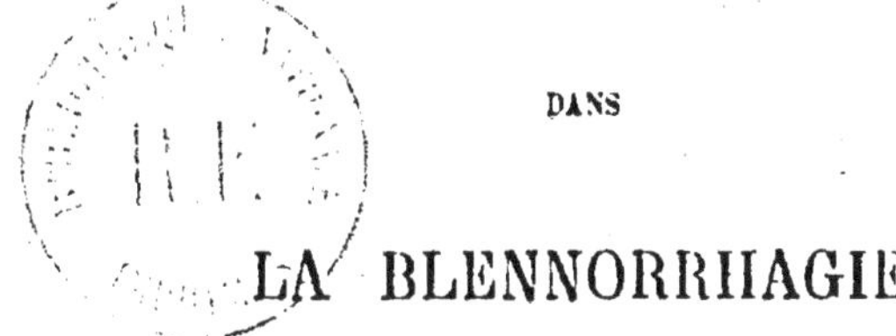

PAR

A. CAMBILLARD

DOCTEUR EN MÉDECINE DE LA FACULTÉ DE PARIS

Ancien externe des hôpitaux,

Médaille de Bronze.

PARIS

ALPHONSE DERENNE

52, Boulevard Saint-Michel, 52

1881

A MA GRAND'MÈRE

A MON GRAND-PÈRE

A MES PARENTS

A MES AMIS

A MON PRÉSIDENT DE THÈSE

M. LE PROFESSEUR PETER

Faible hommage de ma profonde gratitude.

DES

INJECTIONS AU BROMURE DE POTASSIUM

DANS

LA BLENNORRHAGIE

INTRODUCTION

En assistant, à l'hôpital du Midi, aux consultations de notre excellent maître, M. Mauriac, que nous tenons à remercier ici de l'obligeance avec laquelle il a bien voulu nous permettre de recueillir les observations citées à la fin de ce travail, nous avons été frappé de la rapidité avec laquelle des malades, atteints de blennorrhagie avec érections nocturnes douloureuses, étaient soulagés par l'administration répétée d'injections au bromure de potassium.

En parcourant les différents traités concernant les maladies vénériennes, nous avons remarqué que, si tous les auteurs insistaient sur les insomnies fatigantes, le malaise et l'agacement nerveux causés par ce symptôme pénible, ils reconnaissaient que la plupart des médicaments, dirigés jusqu'ici contre lui, n'avaient qu'une efficacité très incertaine.

De là l'idée nous vint de grouper les observations que nous avons recueillies et de comparer les résultats, ainsi obtenus à l'hôpital du Midi, à ceux donnés par les autres modes de traitement.

Qu'il nous soit permis tout d'abord, avant de commencer cette étude, d'exprimer à notre président de thèse, M. le professeur Peter, dont l'affabilité d'ailleurs est bien connue, tous nos sentiments de reconnaissance pour la constante bienveillance, qu'il n'a cessé de nous témoigner dans tout le cours de nos études, et les conseils éclairés, qu'il nous a donnés en maintes circonstances, et particulièrement lors de notre année d'externat dans son service à la Pitié, en 1878; et certes, si nous avons un regret, c'est celui de ne pouvoir rester davantage son élève et écouter plus longtemps ses sages préceptes.

Nous n'oublierons pas non plus de remercier M. Malécot, interne des hôpitaux, qui nous a prêté son concours, en cette occasion, avec son obligeance habituelle.

CHAPITRE I

DES ÉRECTIONS DANS LA BLENNORRHAGIE.

C'est vers le cinquième jour environ que la blennorrhagie commence à se constituer avec les symptômes qui caractérisent *l'état aigu*. L'inflammation s'étendant en surface et en profondeur, les douleurs sont plus vives et les érections apparaissent ou deviennent plus fréquentes.

Les *douleurs* acquièrent bientôt, en effet, une intensité très grande. C'est une sensation de cuisson aiguë, de brûlure, de déchirement, quand le jet d'urine commence à déplisser la muqueuse, une sensation de coupure, comme si des lames tranchantes parcouraient le canal. Un peu après l'évacuation de l'urine, les douleurs cessent pour être remplacées par un sentiment de pesanteur ou par de rares élancements, dont les malades sont, du reste, peu incommodés.

Les *érections*, d'abord rares et fugaces, deviennent bientôt fréquentes et prolongées. Elles sont surtout nocturnes, mais quelquefois apparaissent dans le jour, spécialement chez les sujets qui font de longues courses en voiture. Lorsque l'inflammation du canal est très vive, elles sont presqu'incessantes et réveillent le malade dix et vingt fois par nuit. Elles deviennent alors intolérables et font le désespoir des malades.

Dans l'état normal, le canal de l'urèthre et les corps caverneux se distendent également pendant l'érection ; mais la blennorrhagie modifiant la souplesse et l'extensibilité de l'urèthre, l'érection amène alors des tiraillements douloureux, toujours très pénibles. Il arrive même que le canal, ne pouvant se prêter sur tous ses points, à tout le développement que prennent les corps caverneux, il se produit une courbe à concavité inférieure. La chaudepisse est dite cordée.

L'éjaculation arrive quelquefois à la suite de ces érections. Elle est alors extrêmement douloureuse et détermine une sensation atroce de déchirement intérieur. Dans beaucoup de cas, il se fait même une hémorrhagie légère due probablement à la distension brusque et à l'éraillure de la muqueuse uréthrale.

Quelques malades, pour faire cesser leurs douleurs, cherchent à briser la *corde* en plaçant la verge sur un plan résistant et en la frappant ensuite violemment avec le poing. Ils la brisent en effet ; le sang sort abondamment par l'urèthre et ils sont soulagés. Mais ils s'exposent à des hémorrhagies qui sont quelquefois très abondantes et tôt ou tard à un rétrécissement grave.

CHAPITRE II

DES DIFFÉRENTS MODES DE TRAITEMENT DIRIGÉS CONTRE LES ÉRECTIONS DE LA BLENNORRHAGIE

Les érections de la blennorrhagie étant la conséquence de l'éréthisme local, c'est à l'état inflammatoire qu'il faut s'adresser pour les combattre. Les antiphlogistiques s'imposent donc de prime abord, ainsi que l'emploi d'un anesthésique local, capable d'agir directement sur la muqueuse enflammée. Ainsi que nous le verrons, les injections répétées de bromure de potassium remplissent parfaitement ce dernier but. Mais avant de rapporter les cas dans lesquels nous les avons vu produire ainsi d'heureux résultats, il convient d'étudier rapidement les autres modes de traitement.

On a préconisé contre les érections un grand nombre d'agents pharmaceutiques : nénuphar, camphre, lupulin, digitale, permanganate de potasse etc, etc. Mais la plupart de ces médicaments, ainsi que bon nombre de tisanes possédant aux yeux du public une grande efficacité, n'ont qu'une réputation usurpée.

Le *nénuphar* est une des plantes indigènes les plus célèbres comme anaphrodisiaques. Depuis Pline et Dioscoride, tous les auteurs ont vanté cette prétendue propriété. On a répété à satiété que les pieux cénobites de la Thébaïde en prenaient pour réprimer les désirs de la chair, et que du désert, cet usage avait passé dans les couvents et les séminaires pour permettre à ceux qui ont fait vœu de chasteté l'observation plus facile de la continence. « Les pieux cé-« nobites du désert en faisaient un usage fréquent, on en « consommait beaucoup dans les cloîtres, les séminaires, et « on porta ses propriétés tempérantes si loin qu'on l'accusa « de rendre froid et stérile » (Mérar et Delens). Les poètes ont résumé ses vertus en trois mots : « chasteté des cloîtres, poison de l'amour et destructeur des plaisirs. »

Cette réputation thérapeutique, qui a été ainsi faite au nénuphar, n'a aucun fondement. Il est plutôt démontré, de nos jours, que le nénuphar blanc est légèrement stimulant et même irritant : d'ailleurs, pour mettre à néant cette idée d'une action sédative particulière sur le sens génésique, il suffit, dit M. Ernest Labbé (dictionnaire encyclopédique des sciences médicales) « de signaler l'usage alimentaire qu'on en faisait dans l'antiquité et qu'en font encore aujourd'hui certains peuples : les Béotiens (Théophraste), les Égyptiens, les Tartares (Pallas), les Suédois, utilisaient ou utilisent les qualités alimentaires du nénuphar, et cependant, on ne peut nier que ces races d'hommes aient été ou soient encore très-prolifiques. »

Camphre. — On ne peut nier absolument l'action sédative du *camphre*, puisqu'elle est attestée par des observateurs tels que Trousseau et Pidoux, mais, comme le dit M. Ricord : « il est certain que cette action est inconstante et qu'elle peut, aux doses nécessaires pour la produire, être remplacée par une action contraire ou par des effets toxiques, suivant des conditions individuelles qu'il est impossible d'apprécier ou de prévoir. »

Scudéry et Jœrg l'ont considéré comme un anaphrodisiaque. Un vieillard, dit M. Andral (Clinique médicale tome 1 page 140), entré à l'infirmerie des Invalides dans le dernier degré de débilité sénile, reçoit un lavement camphré ; bientôt, cet homme, dont les parties génitales étaient depuis longtemps frappées de l'inertie la plus complète, éprouva une violente érection. Au bout de deux jours il prit une seconde fois du camphre, et le même phénomène se reproduisit. Jamais, disait M. Mauriac dans l'une de ses cliniques, je n'ai obtenu par l'administration du camphre la cessation des érections de la blennorrhagie.

Lupulin. — Le lupulin (1 à 4 grammes par jour), principe actif du houblon, préconisé en France par Debout et dans le même sens que le camphre, est passible du même reproche d'infidélité d'action. Il ne nous a donné, dit Ricord, aucun résultat qui puisse lui assurer un rang sérieux comme sédatif spécial des organes génito-urinaires.

Si ces divers médicaments, nénuphar, camphre, lupulin, sont voués à un oubli prochain, en revanche la thérapeutique paraît s'être enrichie récemment d'agents plus efficaces : l'essence de santal, le chlorhydrate de morphine, le chloral et surtout l'opium et le bromure de potassium. Ce dernier paraît être le véritable spécifique anaphrodisiaque.

Essence de santal. — L'essence de santal, recommandée en France par M. le professeur Panas (1865), a été employée plus récemment par le docteur Durand (1874) et le docteur Lober (de Lille) 1876. D'après ce dernier, il faut donner l'essence de santal dès le début de la blennorrhagie aiguë ; le succès est certain, et il ne faut pas craindre d'élever les doses : 1° la douleur est rapidement amoindrie ; 2° les érections nocturnes disparaissent ;

3° enfin on n'a à craindre ni les dégoûts, ni les troubles intestinaux.

Injections sous-cutanées de chlorhydrate de morphine dans la région périnéale. — Scarenzio, spécialiste italien, et M. Glaudot (Archives médicales belges 1879) ont employé avec succès contre les érections de la blennorrhagie les injections sous-cutanées de chlorhydrate de morphine dans la région périnéale. Pour ce dernier médecin, l'absence de douleurs et d'érections ne provenait pas d'un état de narcotisme général, mais bien d'une action locale de la morphine en injection hypodermique.

Chloral. — Le docteur Pasqua (Bulletin de thérapeutique 1880) a essayé le chloral en injections astringentes contre la blennorrhagie, et d'après lui ce médicament a le pouvoir : 1° de diminuer et de calmer rapidement les envies d'uriner et les érections ; 2° d'abréger énormément la durée de l'écoulement, et 3° de prévenir les complications de cette affection. Mais l'auteur ne rapporte que quatre observations concluantes, de sorte qu'il serait tout à fait prématuré de juger définitivement ce traitement.

Opium. — M. le professeur Fournier prescrit l'opium administré soit par la bouche (pilules d'extrait thébaïque), soit surtout par le rectum. D'après lui, les lavements laudanisés ont ici une action sédative incontestable. Pour assurer cette action sédative, on doit : « recommander aux malades d'éviter toute excitation sexuelle, de se coucher sur un lit dur, de ne pas trop se couvrir la nuit, de dormir autant que possible sur le côté et non sur le dos, de profiter des moments de réveil pour uriner. »

Traitement de M. Diday. — M. Diday, dans son

traité de thérapeutique des maladies vénériennes, préconise un traitement complexe dans le cas d'érections nocturnes fréquentes et douloureuses :

Boire chaque jour deux ou trois litres de tisane de nymphœa ou de graines de lin émulsionnée ; grands bains quotidiens de deux ou trois heures de durée. Prendre un lavement d'eau froide avant de se mettre au lit, le rendre presque immédiatement et avaler quatre des pilules suivantes (une par une de quart d'heure en quart d'heure).

Camphre . . . . 3 grammes.
Extrait thébaïque 0,2 décigrammes
pour 24 pilules.

Après chacune des quatre pilules, boire un demi-verre d'eau contenant 5 décigrammes de bromure de potassium. Si l'on s'éveille, prendre dans un peu d'eau l'un des paquets :

Sucre }
Lupulin } ââ 10 grammes.
(triturez ensemble et divisez en cinq paquets).

Ne pas résister à l'envie d'uriner, et chaque fois qu'on a à y satisfaire sortir du lit. En cas d'érection incoercible, tenir, pendant cinq minutes sur l'endroit le plus douloureux de l'urèthre, une boulette de coton mouillée de chloroforme. Dans les cas particulièrement graves appliquer huit sangsues au périnée.

Bromure de potassium. — Nous arrivons enfin au bromure de potassium que nous avons déclaré dès le début être notre médicament de prédilection.

L'action réfrigérente ou anaphrodisiaque de ce médicament est un des faits les mieux démontrés de son histoire.

Huette, dans sa remarquable thèse, et tous les auteurs qui ont écrit depuis sur le même sujet, insistent, en effet, sur les effets généraux de sédation nerveuse obtenus par le bromure de potassium donné à hautes doses, et en même temps sur ses propriétés d'anesthésie partielle. On sait que cette anesthésie partielle se localise d'une manière remarquable sur certaines muqueuses, celles de l'œil, du voile du palais, de l'urèthre, et paraît consister surtout dans une diminution de l'excitabilité réflexe. Mais l'action sédative exercée par le bromure de potassium sur les fonctions nerveuses semble se montrer de préférence, et avec une sorte d'electivité, sur l'appareil génital. Après Puche et Huette, un médecin russe le préconisa contre le priapisme blennorrhagique. Les *Annales Médico-psychologiques* de 1867 contiennent un fait curieux de manie érotique, intermittente, survenue chez un enfant de 14 ans et qui céda sous l'influence du bromure de potassium. Foussagrives le regarde comme un des anaphrodisiaques les moins infidèles dont dispose la médecine et indique son emploi dans tous les cas de priapisme, quelle qu'en soit la cause. Ricord l'appelle « le véritable spécifique anaphrodisiaque. » Enfin, de tous les médicaments dirigés contre les érections, c'est le seul auquel M. Mauriac reconnaisse une réelle efficacité. Seulement, il ne faut pas craindre de le donner à de fortes doses : 6, 8, 10 et 12 grammes par jour. Le Dr Bourgeois (*Bulletin de Thérapeutique*, 1880) dit que le bromure de camphre est loin d'agir aussi sûrement que le bromure de potassium.

Jusqu'ici les partisans du bromure de potassium ne l'ont guère employé localement dans la blennorrhagie : certains avaient bien conseillé d'appliquer sur la verge ou le périnée des compresses trempées dans une solution bromurée, mais aucun ne l'avait encore prescrit en injections uréthrales. Partant de cette idée, d'une part, que le médicament en question exerce sur les muqueuses une action manifeste en diminuant l'excitabilité réflexe et d'autre part, que les érections de la blennorrhagie sont la conséquence de l'état inflammatoire local, M. Henri de Gastel, interne de M. Mauriac, pensa que des injections bromurées devaient faire disparaître, ou tout au moins diminuer ces érections. Les observations que nous allons rapporter montrent la justesse de ce raisonnement. Il est vrai que les recherches bibliographiques que nous avons dû faire nous ont montré que le bromure de potassium avait été employé de la même façon par le Dr John Bligh, de Montréal (*The Pratitioner*, février 1874, p. 100) ; mais les observations de M. de Gastel n'en sont que plus probantes, puisqu'il ignorait à cette époque les résultats obtenus par John Bligh.

Formule et mode d'emploi. — Chez les malades dont nous rapportons les observations, la formule des injections employées est la suivante :

Eau.	150 grammes
Glycérine	10
Bromure de potassium	6
Laudanum de Rousseau. . . .	2

Faire quatre de ces injections dans les vingt-quatre heures. Recommandation expresse : la dernière injection sera faite immédiatement avant le coucher. Chaque injection sera gardée dans le canal pendant une ou deux minutes.

Observation I

C..., Jean-Baptiste, 24 ans, journalier, entre le 2 mars, salle n° 6, lit n° 6, service de M. Mauriac.

A contracté une blennorrhagie il y a vingt-trois jours, et celle-ci s'est compliquée d'orchi-épididymite gauche il y a douze jours. Douleurs vives dès le début de l'écoulement ; elles sont moindres actuellement, mais depuis cinq ou six jours sont survenues des érections nocturnes extrêmement douloureuses empêchant presque tout sommeil.

3 *mars*. — Potion avec 2 gr. de bromure de potassium, bain tous les deux jours. Tisane de chiendent nitré.

Du 3 au 14 mars. — La dose quotidienne de bromure a été élevée jusqu'à 6 grammes sans amener aucune amélioration.

On supprime la potion et on prescrit les injections dont la formule a été donnée plus haut. Le malade fait quatre injections dans la journée. Ces injections ne sont nullement douloureuses.

15 *mars*. — *La nuit a été bonne* ; le *malade a pu dormir et n'a eu qu'une érection insignifiante*. L'écoulement a augmenté.

Ce traitement est continué pendant quelques jours. Les *érections n'ont pas reparu*. Après avoir d'abord augmenté, l'écoulement a ensuite diminué rapidement.

Observation II

G..., 18 ans, vient pour la première fois à la consultation le 18 mars 1880. Blennorrhagie datant de un mois, qui s'est accompagnée dès le début d'érections nocturnes peu nombreuses, il est vrai, mais très prolongées. Souvent il n'y a qu'une seule érection, mais celle-ci dure plus d'une heure.

Traitement antiphlogistique et injections au bromure de potassium.

7 *avril.* — Le malade revient à la consultation. Les *érections ont été calmées dès les premiers jours et aujourd'hui elles ont complètement disparu.*

L'écoulement a diminué.

On prescrit aujourd'hui l'opiat au cubèbe et au copahu.

Observation III

M..., *Consultation du 4 mai.* — Blennorrhagie datant de cinq semaines ; des érections nocturnes peu fréquentes, mais assez douloureuses, sont apparues au bout de douze jours.

Injections bromurées.

21 *mai.* — *Les érections ont été calmées dès le quatrième ou le cinquième jour et ont maintenant complètement disparu.*

L'écoulement a diminué.

Observation IV

M..., *Consultation du 14 mai.* — Blennorrhagie aiguë datant de huit jours, s'accompagnant d'érections nocturnes assez fréquentes.

Le malade a été soumis jusqu'ici à un traitement antiphlogistique. Injections bromurées.

21 *mai.* — *Les érections sont beaucoup moins fréquentes et surtout ne sont plus douloureuses.* — Les injections ont également fait disparaître la douleur de la miction et ont diminué l'écoulement.

Observation V

C..., *Première consultation le 14 mai.* — Blennorrhagie datant du 3 mai, accompagnée dès le début d'un écoulement abondant et d'érections nocturnes douloureuses assez fréquentes, mais n'excédant pas un quart d'heure de durée.

Traitement antiphlogistique. — Injections au bromure de potassium.

18 *mai.* — Les injections ont été faites régulièrement. Les *érections ont été calmées, mais n'ont pas disparu complètement.* — L'écoulement a diminué.

Les injections n'ont été douloureuses que le second jour seulement.

Observation VI

L...., *Consultation du* 19 *avril*. — Blennorrhagie datant de quatre mois, presque disparue il y a un mois. Le malade se croyant guéri s'est livré alors à des rapports sexuels à la suite desquels l'écoulement est redevenu abondant. Sur le conseil d'un médecin, il s'est mis à prendre des tisanes rafraîchissantes et des bains fréquents.

Ce qui l'amène à la consultation de l'hôpital du Midi, c'est que depuis le début de sa nouvelle poussée, il est tourmenté par des érections nocturnes fréquentes et prolongées, qui l'empêchent de dormir et qui n'ont pas été calmées par le traitement antiphlogistique auquel il s'est astreint.

On lui prescrit des injections au bromure de potassium.

4 *mai*. — Depuis quinze jours les injections ont été faites très régulièrement et elles ont amené un *soulagement manifeste*. Les érections sont beaucoup moins nombreuses, beaucoup moins prolongées, et surtout, ne sont plus du tout douloureuses. L'écoulement a diminué. Le malade « se trouve si bien » qu'il se « considère comme guéri. »

On lui prescrit des balsamiques.

Observation VII

C... Charles, 25 ans, emballeur, entré le 5 mars, salle n° 8. Lit n° 32, service de M. Mauriac.

A contracté une blennorrhagie il y a cinq jours, laquelle s'est compliquée de paraphimosis le lendemain même de son apparition. Le malade a essayé en vain la réduction.

Il entre à l'hôpital le 5 mars et la réduction est immédiatement tentée, mais sans succès aucun. On opère alors le débridement en pratiquant une incision antéro-postérieure sur le dos de la verge.

Dès son entrée à l'hôpital, cet homme est tourmenté la nuit par des érections fréquentes et douloureuses. Pendant les dix premiers jours, il est soumis seulement à un traitement antiphlogistique (bains et tisanes délayantes).

Mais les érections persistant et devenant de plus en plus pénibles, on lui donne le 14 mars des injections bromurées.

14 *mars*. — Trois injections dans la journée. Il accuse une légère douleur au moment de l'injection.

15 *mars*. — N'a eu qu'une seule érection pendant la nuit. L'écoulement est resté stationnaire.

16 *mars*. — *Cette nuit il n'a pas eu d'érection.*

L'amélioration s'est maintenue, et le traitement a été suspendu au bout de cinq jours.

Observation VIII

X... *Consultation du 16 mars*. — Il a un écoulement jaunâtre, ou plutôt blanc jaunâtre, qui commence à prendre l'aspect muqueux et indique que le malade est arrivé à la fin de la période inflammatoire de son affection.

Depuis quelques jours seulement, il est tourmenté par des érections qui le réveillent deux ou trois fois la nuit.

Traitement antiphlogistique et injections au bromure de potassium.

20 *mars*. — Les injections n'ont déterminé aucune douleur. Les érections sont aussi nombreuses, mais la douleur a disparu.

23 *mars*. — Les érections *ont totalement disparu*. L'écoulement a diminué.

Suspension du traitement.

Observation IX

Dar... employé au gaz, 30 ans. Première consultation le 16 mars. Il a une blennorrhagie depuis le 4 mars, laquelle lui a causé dès le quatrième jour des érections nocturnes très douloureuses, qu'il estime être au nombre de sept ou huit par nuit. N'a suivi jusqu'ici aucun traitement.

Prescription. — Bains ; tisane de chiendent nitré ; injections au bromure de potassium.

26 *mars*. — Dès les premiers jours qui ont suivi l'administration des injections, les érections *sont devenues moins fréquentes* (deux ou trois par nuit). Aujourd'hui elles ont *complètement disparu*.

Malgré le traitement antiphlogistique, qui d'ordinaire augmente plutôt qu'il ne diminue la sécrétion muco-purulente de la blennorrhagie, l'écoulement est beaucoup moins abondant.

On soumet le malade aux balsamiques.

Observation X

H... *Première consultation le* 20 *mai* 1880. — Blennorrhagie datant de quinze jours, accompagnée dès son début d'érections douloureuses se produisant aussi bien le jour que la nuit.

N'a suivi aucun traitement.

Prescription. — Bains ; tisane de chiendent nitré ; injections au bromure de potassium.

28 *mai.* — *Les érections ont disparu complètement dès le troisième jour.* La miction est toujours aussi douloureuse et l'écoulement est resté à peu près le même.

Observation XI

C... *Première consultation le* 30 *mars* 1880. — Blennorrhagie datant de 25 jours et qui n'a été soumise à aucun traitement : au bout de huit jours, érections nocturnes douloureuses qui ont persisté jusqu'aujourd'hui et pour lesquelles le malade vient consulter.

Prescription. — Traitement antiphlogistique ; injections au bromure de potassium.

7 *avril.* — Après deux jours de cette médication, il s'est produit une *amélioration notable* et c'est à peine si le malade a maintenant une seule érection par nuit. La miction est moins douloureuse et l'écoulement a diminué.

Observation XII

Miz..., terrassier. *Première consultation le 4 mai.* — Blennorrhagie depuis trois mois. D'abord peu douloureuse, celle-ci, sous l'influence d'un excès commis il y a deux mois, s'est compliquée de douleurs vives pendant la miction et d'érections nocturnes très pénibles. Au reste, ce malade, très peu intelligent et très insouciant, ne s'est soumis à aucun traitement.

Prescriptions. — Traitement antiphlogistique; injections au bromure de potassium.

Deuxième consultation le 11 mai. — Les érections *sont toujours aussi fréquentes et aussi douloureuses,* bien que le malade nous affirme qu'il a fait régulièrement ses injections.

Depuis quatre jours il est pris de cystite.

Nous ne l'avons point revu.

Observation XIII

S..., 18 ans. *Première consultation le 20 avril.* — Blennorrhagie datant de trois semaines, assez intense et compliquée depuis quinze jours d'érections douloureuses se répétant cinq ou six fois chaque nuit. Aucun traitement n'a été suivi.

Prescriptions. — Traitement antiphlogistique et injections bromurées.

4 mai. — Les érections sont tout aussi nombreuses et même plus douloureuses. La douleur au moment de la miction est moindre et l'écoulement a diminué.

Le malade n'a gardé chaque injection que cinq à six secondes. Le liquide médicamenteux n'a donc pas été maintenu assez longtemps en contact avec la muqueuse pour agir activement.

Observation XIV

X... *Première consultation le* 11 *mai* 1880. — Blennorrhagie datant de un an environ et qui a résisté à divers traitements. Depuis deux mois, érections nocturnes douloureuses, se produisant au moins deux ou trois fois chaque nuit. Écoulement peu abondant et incolore.

Prescription. — Injections de bromure de potassium.

Deuxième consultation un mois après. — Les érections ont presque totalement disparu dès le début des injections. La nature de l'écoulement n'est pas modifiée, bien que le malade ait suivi régulièrement son traitement pendant tout un mois.

Observation XV

B..., 33 ans. *Première consultation le* 16 *avril.* — Blennorrhagie aiguë depuis quinze jours, pour laquelle il n'a suivi aucun traitement. Depuis le début de sa maladie, il est très souvent tourmenté la nuit par des érections qui entravent son sommeil.

Prescription. — Traitement antiphlogistique ; injections bromurées.

24 avril. — *Les érections ont été calmées dès le troisième ou le quatrième jour du traitement.* Aujourd'hui elles n'ont point encore complètement disparu, mais elles sont beaucoup moins nombreuses et beaucoup moins douloureuses. L'écoulement a augmenté.

Nous n'avons pas revu le malade.

Observation XVI

J..., 21 ans, boulanger. *Première consultation le 27 avril.* — Blennorrhagie datant de trois mois peu ou point soignée. Périodes de rémission pendant lesquelles le malade, se croyant guéri, a eu de nouveaux rapprochements sexuels, lesquels ont provoqué des recrudescences. Il y a quelques jours, nouvelle poussée aiguë à la suite de rapports cependant modérés.

Presque depuis le début de la blennorrhagie, ces poussées aiguës s'accompagnent d'érections fréquentes et douloureuses, au nombre de cinq ou six chaque nuit. Il n'a été soumis jusqu'ici à aucun traitement antiphlogistique.

Prescription. — Injections au bromure de potassium.

7 mai. — Deux jours après le début des injections pratiquées très régulièrement, *les érections ont presque complètement disparu.* L'écoulement a diminué, bien que le malade n'ait pris aucun autre médicament.

Cessation des injections.

Observation XVII

X... *Première consultation le* 16 *mars.* — Depuis quelques jours blennorrhagie très intense, avec érections assez pénibles pour troubler son sommeil.

Prescription. — Traitement antiphlogistique (bains et tisanes rafraîchissantes). Injections au bromure de potassium.

19 *mars.* — *Le traitement n'a eu aucun* résultat : les érections sont tout aussi fréquentes et tout aussi douloureuses.

L'insuccès dépend-il ici de l'intensité de la maladie, ou le malade n'a-t il point fait très régulièrement ses injections? En persévérant dans ce mode de traitement obtiendra-t-on quelque résultat ?

Malheureusement nous n'avons point revu le malade.

Observation XVIII

S..., matelassier, 19 ans. *Première consultation le* 17 *avril.* — Blennorrhagie datant de quinze jours, accompagnée d'érections nocturnes peu fréquentes, mais très-douloureuses. Aucun traitement n'a été suivi.

Prescription. — Traitement antiphlogistique ; injections bromurées.

24 *avril.* — Amélioration notable dès le début des injections. Les érections apparaissent bien encore quelquefois la nuit, mais *elles ne sont plus* douloureuses. L'écoulement a augmenté.

CHAPITRE III

PHYSIOLOGIE PATHOLOGIQUE.

Les observations qui précèdent montrent, d'une manière irréfutable, l'efficacité des injections bromurées dans la blennorrhagie. Sur dix-huit observations rapportées, une amélioration rapide ou une disparition complète des accidents est notée quinze fois. Trois fois seulement les injections sont restées sans résultat ; encore dans un cas (observation XIII) ont-elles été mal faites par le malade. Ce mode de traitement mérite donc de prendre désormais rang dans l'arsenal thérapeutique.

C'est grâce à ses propriétés d'anesthésie partielle, à cette remarquable facilité qu'il possède d'insensibiliser certaines muqueuses en diminuant l'excitabilité réflexe que le bromure de potassium produit ces heureux résultats. En modérant l'hypéresthésie de la muqueuse uréthrale, il diminue ainsi ou supprime complètement les érections, qui ne son ici qu'une conséquence de l'éréthisme local.

Dans la formule que nous avons donnée plus haut. le laudanum n'agit que comme moyen adjuvant. Des expériences comparatives faites à l'hôpital du Midi, il résulte, en effet, que le laudanum, injecté seul, ne calme point le priapisme blennorrhagique. Le laudanum parait agir surtout contre l'élément douleur et le bromure de potassium contre l'élément réflexe : heureuse association dans une affection que ces deux éléments surtout concourent à rendre si pénible !

Quant à l'influence des injections sur l'écoulement, c'est celle des injections astringentes : comme ces dernières, en effet, elles augmentent l'écoulement pendant la période aiguë et le modèrent plus tard.

CONCLUSIONS

I. — Les injections uréthrales de bromure de potassium ont une réelle efficacité dans la blennorrhagie s'accompagnant d'érections nocturnes douloureuses.

II. — Les érections sont en général rapidement calmées et quelquefois supprimées complètement.

III. — Ces injections ne sont nullement douloureuses ; tout au plus, causent-elles chez certains malades une légère cuisson. Elles agissent en anesthésiant la muqueuse uréthrale.

IV. — Elles doivent séjourner dans le canal une minute au moins, sinon leur effet est insuffisant.

Imprimerie A. Derenne, Mayenne. — Paris, boulevard Saint-Michel, 52.

Imp. A. DERENNE, Mayenne. — Paris, boulev. Saint-Michel, 52.

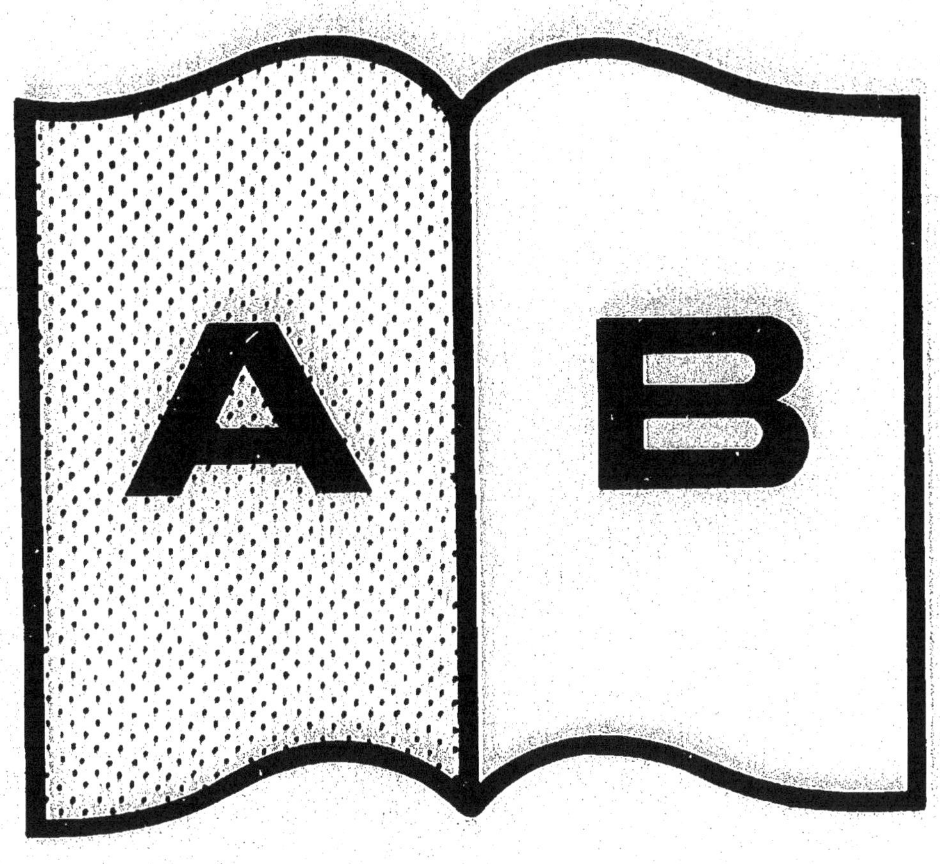

Contraste insuffisant

NF Z 43-120-14

www.ingramcontent.com/pod-product-compliance
Ingram Content Group UK Ltd.
Pitfield, Milton Keynes, MK11 3LW, UK
UKHW021204230726
13926UKWH00001B/307